AF377258

ANALYSE

CHIMIQUE

DES EAUX MINÉRALES

DE SULZBAAD,

DANS

LE DÉPARTEMENT DU BAS-RHIN;

PAR ANT. CL. GERBOIN,

Professeur à l'École spéciale de médecine de Strasbourg; secrétaire général de la Société des sciences, agriculture et arts, de la même ville, etc.

STRASBOURG,

De l'imprimerie de F. G. LEVRAULT, imprimeur de l'École de médecine.

1806.

AVERTISSEMENT.

LES divers corps naturels ne peuvent être bien connus qu'à l'aide de la chimie, et leur histoire est nécessairement en rapport avec l'état de cette science. Mais telle est la rapidité de sa marche, que, dans un espace de temps assez court, les principes de ses opérations cessent d'être les mêmes, et qu'elle se voit obligée de refaire sur un nouveau plan les analyses qu'elle a précédemment exécutées. Cette réflexion est surtout applicable aux eaux minérales, et il n'y a peut-être pas un seul travail sur cette matière, qui, datant de plus de vingt-cinq années, ne mérite d'être soumis à une entière révision. Il n'est pas douteux que cet inconvénient ne soit inhérent à l'essence même de la science chimique, et dans les divers âges elle se sentira pressée du besoin de renouveler ses recherches en ce genre, jusqu'à ce qu'enfin elle ait pris une position fixe et qui la mette à l'abri de toutes les oscillations qu'elle a éprouvées jusqu'à ce jour.

Si, d'un côté, les travaux de la chimie offrent quelque variabilité dans leurs résultats ; de l'autre, cette science en est bien dédommagée par la nécessité où elle met ceux qui la cultivent, de voir souvent les mêmes objets, de les traiter avec des instrumens différens, de les envisager sous des points de vue nouveaux. Combien cette circonstance n'est-elle pas favorable aux découvertes, et quels avantages ne doivent pas en résulter pour les progrès des diverses branches des connaissances naturelles ! Combien d'êtres ignorés sont sortis de ces recherches, et combien d'autres doivent se montrer à leur tour aux yeux des chimistes ! Heureuse imperfection d'une science qui, à mesure qu'elle aperçoit ses erreurs, y découvre de nouveaux moyens d'étendre son domaine et d'aggrandir ses possessions !

Mais, pour obtenir des résultats aussi utiles, il faut que le chimiste réunisse toutes les qualités qui le rendent digne de ce nom. Il faut qu'il soit doué de cette finesse de vues qui serve à lui indiquer la marche qu'il doit suivre; qu'il soit pourvu de cette richesse de moyens qui le rende capable de surmonter les obstacles qu'il rencontre : il faut qu'il joigne au talent de bien expérimenter, le talent, plus rare encore, de tirer de ses expériences des conséquences précises et certaines : il faut surtout qu'il soit au niveau de la science et qu'il s'élève par ses connaissances, soit théoriques soit pratiques, à son état actuel; car ce n'est qu'en faisant un usage éclairé des données que fournit aujourd'hui la chimie, qu'il peut espérer de surpasser les savans qui l'ont précédé, et de reconnaître des vérités que ceux-ci n'ont point aperçues.

Je ne me flatte pas d'avoir apporté dans le travail que j'ai entrepris, et dont je publie en ce moment une faible partie, comme pour servir d'essai, toutes les qualités de l'esprit que je regarde comme nécessaires. Ce que je puis dire, c'est que j'ai tâché de suivre, dans les recherches analytiques que j'ai instituées, des chimistes dont le nom seul est un éloge, les Bergmann, les Fourcroy, les Vauquelin, et que j'ai essayé de me former sur des modèles dont l'autorité ne peut être récusée.

Chaque contrée de la France possède des sources minérales plus ou moins nombreuses. Le département que j'ai le bonheur d'habiter, celui du Bas-Rhin, en offre de très-efficaces, et qui n'ont besoin, pour être appréciées, que d'être mieux connues.

Mon intention est d'examiner successivement toutes celles dont l'emploi promet quelques avantages à la médecine ou aux arts. Je pourrai même par la suite étendre mes recherches au département du Haut-Rhin, et compléter ainsi, d'après les procédés de la nouvelle chimie, le tableau des sources minérales de la ci-devant Alsace. J'ai commencé par les eaux de Sulzbaad; non pas qu'elles doivent être regardées comme les plus efficaces, mais parce que, outre leurs vertus médicinales (car nous verrons qu'elles sont loin d'en être privées), elles présentent quelques particularités qui peuvent piquer la curiosité du chimiste et même du géologue. Au reste, je ne doute pas que la source minérale la plus obscure, si elle était soumise à un examen attentif, n'offrît quelque phénomène important ou du moins remarquable; et il est certain que, sous ce point de vue, une description des sources qu'on peut observer dans toutes les régions du monde serait un ouvrage vraiment philosophique, puisqu'il fournirait des matériaux utiles à la partie, soit historique soit raisonnée, de la science de la nature.

ANALYSE

DES

EAUX DE SULZBAAD.

§. Ier *Description de la fontaine.*

1. La fontaine minérale de Sulzbaad (mot qui, en allemand, signifie Bain de Sulz) tire sa dénomination du village auprès duquel elle se rencontre. Elle est située dans le territoire de la commune de Wolxheim, à un myriamètre et demi ou environ (3 lieues) de Strasbourg et à un demi-myriamètre (une lieue) de Molsheim, chef-lieu de la sénatorerie de ce nom. Le terrain d'où elle jaillit, est un de ces nombreux vallons qui coupent, d'espace en espace, la chaîne majestueuse des Vosges. Celui-ci s'étend, du S. O. au N. E., dans la longueur d'environ un myriamètre (deux lieues), depuis la plaine du Rhin jusqu'à Wasselonne : il est formé de deux coteaux, qui s'élèvent et se prolongent d'une manière

irrégulière mais agréable, et qui sont couronnés dans toute leur étendue, de vignes, de terres à blé et de vergers.

La substance qui compose ces coteaux est un grès rougeâtre, assez dur et, dans quelques endroits, micacé. Ils sont percés de plusieurs carrières, qui fournissent des pierres aux édifices et aux fortifications de la ville de Strasbourg. Deux petites rivières, la Mossig et la Brusche, arrosent cette gorge, et, s'unissant dans le voisinage même de Sulz, forment bientôt un canal, qui facilite le transport de ces mêmes pierres à Strasbourg et multiplie dans ces cantons les communications du commerce.

2. C'est au bas de ces collines, dans la partie qui regarde le couchant, et tout auprès de la principale carrière, qu'on rencontre la fontaine de Sulz. Elle s'ouvre dans un bâtiment qui offre toutes les commodités nécessaires pour l'administration des bains. Cet établissement situé dans un lieu extrêmement pittoresque, attire, pendant toute la belle saison, de Strasbourg et des villes

circonvoisines , un concours nombreux de personnes qui se livrent aux plaisirs de la danse et de la promenade. Les bains sont fréquentés , surtout pour les maladies de la peau : nous verrons plus loin qu'ils pourraient l'être avec succès pour d'autres affections.

3. J'ai déjà parlé de la nature du terrain au milieu duquel est placée la fontaine de Sulzbaad. Je dois ajouter qu'à un kilomètre (un petit quart de lieue) de la source, au N. O., existe une exploitation de pierre-à-chaux, et qu'à la distance d'un demi-myria-mètre , vers l'Ouest, se trouve une riche carrière de gypse. Du reste, on ne connaît, dans le vallon et dans les lieux circonvoisins, aucune mine de houille ni aucune tourbière.

4. Je passe à la description de la source même. La fontaine de Sulz jaillit dans un bassin en pierre, dont le bord est élevé de onze centimètres ou environ (4 pouces), au-dessus de la surface de l'eau, et dont l'ori-

fice présente la forme d'un carré long, qui a pour dimensions environ quinze décimètres (4 pieds et demi) en longueur et un mètre (3 pieds) en largeur. Les parois supérieures de cette ouverture, supportées par de fortes poutres, couvrent de trois côtés une cavité plus ample, dont la profondeur est d'environ trois mètres (9 pieds), et dont le sol paraît excavé vers son milieu. Cette sorte de puits est remplie, en partie, de corps étrangers et particulièrement de débris de vases, échappés sans doute aux mains qui venaient puiser de l'eau. La fontaine se dégorge par un filet qui va se rendre, à une très-petite distance, dans la rivière de la Mossig, et dont le volume est d'environ quarante centimètres (2 pouces) cubes.

5. La partie supérieure des parois du bassin est incrustée d'une couche de matière jaune et friable, qu'on détache aisément avec la main. Une couche semblable, mais plus brune, existe dans le milieu du canal qui donne passage à l'eau de la fontaine. Un vase de terre, retiré de la partie la plus pro-

fonde du bassin , a paru rempli à moitié d'une substance floconneuse, dont l'aspect et la couleur rappelaient l'idée de l'ochre ou du carbonate jaune de fer.

En se tenant près de la source, on n'est frappé d'aucune odeur particulière. Nulle trace de soufre ne se montre sur les parois de la fontaine ou aux voûtes du bâtiment.

§. II. *Recherches préliminaires sur la nature de l'eau.*

6. Pour établir, sur la nature de l'eau minérale de Sulzbaad, une opinion en quelque sorte préparatoire, je me suis attaché à diverses considérations.

J'ai examiné les qualités physiques de cette eau.

J'ai observé les changemens qu'elle fait subir aux infusions végétales colorées, et ceux qu'elle éprouve de la part des réactifs le plus généralement usités.

J'ai étudié les effets produits par la réaction spontanée de ses principes.

7. L'eau de Sulzbaad, envisagée sous le

rapport de ses qualités physiques ou exté-
rieures, m'a présenté les caractères suivans.

Saveur. Goûtée à plusieurs reprises, cette
eau a développé une saveur saline, à laquelle succède bientôt un goût fade et
nauséabond.

Odeur. Tant que cette eau est tranquille,
elle ne dégage aucune odeur sensible : mais
si, après en avoir rempli une caraffe et l'avoir
agitée fortement en appliquant la main sur
l'orifice du vase, on l'approche de ses narines, on reconnaît dans l'eau une odeur
faible et fugace, qui rappelle celle de l'hydrogène.

Couleur. Au moment où l'eau de Sulzbaad
est tirée du bassin, elle paraît chargée de flocons qui troublent sa transparence : mais,
dans l'espace de quelques instans, elle aban-
donne ces petits corps; elle devient alors in-
colore et aquiert le coup d'œil de l'eau la
plus pure.

Pesanteur spécifique. Elle est très-faible

et ne surpasse que d'une quantité inappré-
ciable celle de l'eau distillée.

Température. **Pour** là déterminer, j'ai
plongé, en différentes saisons, dans le bassin, un thermomètre de la graduation de
Réaumur; il s'est tenu entre 10 et 12 degrés.
Cette observation prouve que l'eau de Sulzbaad doit être comptée parmi les eaux minérales froides.

8. A la suite de cet examen, qui indique,
entre autres choses, la qualité saline de l'eau
de Sulzbaad, j'ai voulu m'assurer de l'effet
que produirait sur elle le mélange des tein-
tures végétales ou la réaction de diverses
substances.

Dans un verre où j'avais mis de cette eau,
j'ai versé une infusion de tournesol étendue :
la couleur bleue de celle - ci s'est changée
d'abord en une nuance rose, légère. J'ai
placé le vase, pendant environ un quart
d'heure, sur un bain-de-sable faiblement
chauffé : la couleur a tiré plus sensiblement
sur le rouge. Lorsque j'ai eu exposé ce liquide à la température ordinaire, sa cou-

leur est revenue peu à peu vers la nuance bleue primitive.

J'ai mêlé l'eau de Sulzbaad avec le sirop de violette. Cette teinture a acquis aussitôt une nuance bleuâtre : quelques heures après, cette couleur s'était changée en un vert olive assez faible.

Ces premières épreuves annoncent que l'eau de Sulzbaad ne contient point d'alkali à nu, et qu'il n'y existe qu'une petite quantité d'un acide faible et volatil, que l'on peut supposer être l'acide carbonique.

9. De l'eau minérale ayant été versée dans une infusion de fleurs de mauve, la couleur roussâtre de ce mélange s'est changée sur-le-champ en une teinte d'un vert olive : cette nuance n'avait éprouvé aucun changement au bout de douze heures.

Cette observation, ainsi que la précédente, semble indiquer la présence d'un oxide métallique. Pour reconnaître sa nature, j'ai tenté l'épreuve suivante.

10. J'ai versé dans un verre d'eau minérale quelques gouttes d'une dissolution de

prussiate de potasse : l'eau a pris sur-le-champ une teinte grise. Le lendemain, la couleur du liquide était d'un jaune verdâtre ; mais il ne s'était point formé de précipité. Le jour suivant, la nuance s'est changée en un vert léger ; en même temps il s'est déposé sur les parois du vase une petite quantité d'un précipité gris floconneux.

J'ai répété l'expérience précédente ; mais, avant de mêler à l'eau la solution de prussiate de potasse, j'avais eu soin de laisser tomber dans l'eau quelques gouttes d'acide sulfurique. Après quelques minutes, l'eau a montré une couleur verte ; au bout d'une heure, cette couleur était assez vive. Le lendemain, une petite quantité de flocons bleus s'étaient déposés au fond du verre. Le troisième jour, des flocons bleus en plus grand nombre tapissaient les parois du vase : le liquide était alors d'un vert intense.

Ces deux épreuves indiquent clairement que l'oxide métallique contenu dans l'eau de Sulz est un oxide de fer : mais elles me semblent prouver également qu'il n'est point dans un état qui favorise sa précipitation en bleu, ou, ce qui est la même chose, qu'il n'est point à l'état de sur-oxigénation.

11. J'ai mêlé successivement à l'eau de Sulzbaad les réactifs suivans :
Une solution de baryte pure ;
Le nitrate de mercure, dissous ;
Une solution de potasse caustique ;
L'eau de chaux ;
Enfin l'ammoniaque liquide.

12. La baryte a produit un précipité blanc, assez abondant, grenu , et qui avait toutes les apparences du sulfate de baryte.

La dissolution mercurielle a formé un précipité blanc, floconneux, très-lourd, très-abondant, et qu'on ne pouvait se dispenser de reconnaître pour un muriate de mercure.

Ces deux épreuves annoncent d'une manière sûre l'existence de l'acide sulfurique et de l'acide muriatique ; mais elles ne déterminent avec précision ni leur état ni leur proportion.

13. Le précipité produit par la potasse était blanc, copieux, et il s'est formé assez promptement. Il annonce indifféremment la pré-

sence de la chaux ou celle de la magnésie, sans indiquer leur état.

14. Celui qu'a formé la chaux, était moins abondant : il a pu être produit, en partie par la magnésie, et en partie par la chaux même combinée avec l'acide carbonique libre.

15. L'ammoniaque a fait naître un précipité rare, blanc et léger, qu'on doit regarder comme formé de la moitié ou environ de la magnésie tenue en dissolution dans l'eau.

16. Il me restait encore à suivre les effets produits par la réaction spontanée des principes mêmes de l'eau de Sulzbaad.

Les flocons qui y étaient suspendus et qui altéraient sa limpidité, m'ont semblé devoir être rapportés à la décomposition septique des corps étrangers qui séjournent au fond du bassin. Cette décomposition m'a paru encore prouvée par l'odeur que développe l'eau lorsqu'elle est agitée, quoiqu'elle ne contienne, comme nous le verrons bientôt, aucun gaz hydrogène, au moins dans une quantité appréciable.

17. La croûte attachée aux parois inté-
rieures du bassin, soumise à un léger examen,
a paru manifestement formée de carbonate
calcaire et de carbonate jaune de fer.

18. Les flocons que j'avais retirés du puits
(5), étaient du carbonate de fer, pur et
sans aucun mélange. L'eau qui les surnageait,
traitée par le prussiate de potasse, a pris,
quoique lentement, une couleur verte tirant
sur le bleu.

19. Enfin une bouteille de cette eau, mal
bouchée et abandonnée par là à une décomposition spontanée, a manifesté, après vingt
jours, une odeur hydro - sulfureuse assez
forte. Il est naturel d'attribuer ici la forma-
tion du sulfure à la décomposition de l'acide
sulfurique et à la présence de la chaux ou
de quelque autre alcali.

§. III. *Examen du gaz dégagé de la
source.*

20. La fontaine de Sulzbaad laisse échapper
en tout temps un fluide élastique qui, s'éle-

vant du fond de l'eau, y produit une sorte de bouillonnement et vient enfin crever à sa surface. Les bulles de ce gaz, qu'on voit partir alternativement des divers points du sol, sont tantôt nombreuses, petites et rassemblées en groupes, tantôt solitaires et d'un volume considérable, surtout lorsqu'on agite fortement le fond du bassin. Il m'a paru convenable de rechercher la nature de ce gaz.

21. Quoiqu'il fût à peu près certain que ce ne pouvait être du gaz hydrogène, soit simple, soit composé, j'ai voulu m'en assurer d'une manière plus positive. J'ai donc recueilli une certaine quantité de ce fluide élastique, au moyen d'une large cloche que je tenais suspendue dans la fontaine; alors, l'ayant fait passer dans une cloche plus petite, j'ai approché de sa surface une bougie allumée : aucune inflammation n'a eu lieu.

J'ai approché de mes narines une cloche contenant une portion de ce gaz : aucune odeur désagréable ne s'est fait sentir.

22. J'ai voulu alors reconnaître si ce gaz n'était point de l'acide carbonique. Après en

avoir rempli un tube à aréomètre, j'ai versé dans le tube de l'eau de chaux, et j'ai agité fortement : l'eau de chaux n'a pas été sensiblement troublée.

Ayant rempli un autre tube de ce fluide élastique, j'y ai mêlé de l'infusion de tournesol, et j'ai agité : l'infusion n'est point devenue rouge; mais elle a paru prendre une teinte légèrement rosée.

J'ai plongé dans ce gaz une bougie allumée : elle s'y est éteinte; et cette épreuve, répétée plusieurs fois, a été suivie du même succès.

23. Ces expériences, ainsi que la petite quantité d'acide carbonique libre qui existe dans l'eau de Sulzbaad, ne m'ont pas permis de croire que le gaz qui s'échappe de la fontaine fût, au moins pour la plus grande partie, du gaz acide carbonique. Mais la dernière observation indiquant un fluide aériforme impropre à la combustion, mes idées se sont tournées vers le gaz azote ou nitrogène. J'ai confirmé ce soupçon par une nouvelle épreuve.

24. Ayant essayé de faire passer ce gaz d'un

'vase dans un autre , ainsi que cela se pra-
tique sur le gaz acide carbonique, je n'ai
trouvé dans le second vase aucune trace de sa
présence. Ce fluide élastique jouit donc d'une
pesanteur spécifique beaucoup moins considérable que celle du gaz carbonique, et par
conséquent il ne peut être confondu avec lui.

25. D'après cela, j'ai dû penser que la
substance gazeuse que j'avais rencontrée ,
était réellement du nitrogène. Mais il s'agis-
sait de déterminer l'état où elle se trouvait
et son degré plus ou moins grand de pureté. Pour y parvenir, j'ai institué les expériences suivantes.

Dans un tube renversé sur la tablette de la
cuve hydro-pneumatique, et rempli en partie
du gaz dont il s'agit, j'ai fait passer du gaz
nitreux fait avec précaution : aussitôt il s'est
formé une vapeur rouge peu abondante, et
l'eau a monté dans le tube de quelques mil-
limètres. Ce fait prouve évidemment que le
gaz nitrogène est mêlé ici d'une petite quantité de gaz oxigène.

D'un autre côté, la présence de l'acide

2

carbonique dans ce gaz semble indiquée par la couleur qu'a prise, comme je l'ai rapporté (22), l'infusion de tournesol qu'on y a mêlée. Mais si on rapproche cette expérience de celle que je vais décrire, on verra que la quantité de cet acide doit être extrêmement petite.

26. Ayant gardé sur la tablette de la cuve hydro-pneumatique, pendant environ quinze jours, une certaine quantité du fluide élastique, qui n'avait été soumis à aucune épreuve, j'ai reconnu distinctement que son volume était un peu diminué. J'ai mêlé, dans l'eudiomètre de Fontana, une mesure de ce gaz avec une mesure de gaz nitreux, et j'ai eu soin d'agiter à plusieurs reprises : aucune vapeur rouge ne s'est fait apercevoir dans l'eudiomètre, et le gaz mélangé n'a pas perdu la plus petite partie de son volume.

27. On doit conclure, ce me semble, de ce qui précède, que le gaz qui se dégage de la fontaine de Sulzbaad et qui y produit un mouvement intestin remarquable, est

formé dans sa presque-totalité de gaz azote
ou nitrogène, auquel se mêlent une petite
quantité de gaz oxigène et vraisemblable-
ment une quantité infiniment petite de gaz
acide carbonique. Ce fait mérite sans doute
par sa nouveauté de fixer l'attention des
chimistes, et il doit leur commander un examen plus sévère des substances aériformes
qui se développent dans un si grand nombre
de sources et que l'on prend généralement
pour du gaz acide carbonique. Je ne doute
pas qu'étudiées avec un soin particulier, plusieurs d'entre elles ne se montrassent for-
mées, au moins en partie, de ce même gaz
que fournit si abondamment l'eau minérale
de Sulz.

28. Mais à quelle cause doit-on rapporter
un phénomène d'un genre si extraordinaire?
Le gaz nitrogène est, comme on sait, un
des produits les plus fréquens de la décomposition animale : faudrait-il donc supposer,
dans les lieux que traverse l'eau de Sulzbaad
avant de s'ouvrir une issue, des amas de matière animale dans un état de décomposition

plus ou moins avancée ? Mais, dans ce cas, ne tiendrait-elle pas en dissolution des substances animales beaucoup plus faciles à entraîner que le nitrogène, comme cela a lieu dans l'eau de Plombières, d'après la belle analyse qu'en a donnée Vauquelin ? Je laisse ces questions, et beaucoup d'autres qui se présentent d'elles-mêmes, à discuter à ceux qui ne craignent pas de rechercher les causes des effets les plus obscurs : il me suffit d'avoir exposé un fait qui offre à la géologie la matière des recherches les plus intéressantes et peut-être les plus utiles.

§. IV. *Traitement de l'eau par la distillation.*

29. Après avoir étudié le caractère du gaz qui s'échappe de l'eau minérale de Sulzbaad, j'ai essayé de déterminer avec précision la nature ainsi que la proportion de celui qui y est contenu dans un état de liberté ou du moins de faible combinaison.

30. A cet effet, j'ai mis dans une cornue, au bain de sable, environ deux litres

(quatre livres) de cette eau : j'ai adapté à la cornue deux flacons tubulés, au moyen de l'appareil de Woulf ; de ces deux flacons, l'un contenait une infusion de tournesol, et l'autre, une solution de chaux. Lorsque l'impression du calorique s'est fait sentir, l'eau a laissé échapper de tous ses points de très-petites bulles, qui grossissaient par degrés : il se formait, à mesure, des flocons gris, qui ensuite sont devenus roux, et qui flottaient dans l'eau agitée. Le gaz dégagé sous la forme de bulles, en passant à travers la masse du liquide contenu dans les flacons, par lequel il a été absorbé en partie, a donné à l'infusion de tournesol une teinte manifestement rouge, et a produit dans l'eau de chaux un nuage formé de petits grains qui se sont précipités par le repos et que l'on reconnaissait sans peine pour être du carbonate calcaire. C'est ainsi que la présence de l'acide carbonique dans l'eau de Sulzbaad a été confirmée.

31. Mais cette expérience n'indiquait pas la proportion de cet acide. Pour la connaître, j'ai introduit six litres ou environ (douze

livres) d'eau minérale dans un récipient, qui en a été entièrement rempli, et auquel j'ai adapté un tube recourbé, d'un diamètre très-étroit, afin qu'il renfermât le moins possible d'air atmosphérique; le tube s'ouvrait dans la cuve hydrargiro-pneumatique. Ayant posé le ballon sur un bain de sable, j'ai fait bouillir le liquide. J'ai obtenu environ trois décigrammes (6 grains) d'un gaz lourd, qui éteignait les bougies et qui montrait tous les caractères du gaz acide carbonique.

32. De ces expériences on peut déduire que l'eau de Sulzbaad contient environ deux centigrammes ($\frac{1}{2}$ grain) d'acide carbonique par chaque demi-litre (livre). On peut encore en conclure que l'idée que j'ai exposée sur l'état naturel du fer dans cette eau, n'est point hypothétique, puisque le carbonate de fer, au moment où il est abandonné par le gaz qui le tient en dissolution, est gris, et qu'il ne prend une couleur jaune que par le progrès même de l'ébullition, qui sans doute favorise son oxigénation ultérieure.

§. V. *Examen de l'eau par l'évaporation.*

33. Il ne me reste plus qu'à décrire les effets de l'évaporation sur l'eau de Sulzbaad. Cette partie de mon analyse est sans contredit la plus importante, et par conséquent celle à laquelle j'ai dû donner le plus de soins et une plus grande exactitude.

34. Pour obtenir des produits d'une masse sensible, j'ai pris environ quinze litres (3o livres) d'eau : je l'ai fait évaporer, au bain de sable, dans une capsule de verre et avec les précautions convenables. Lorsque le résidu a été desséché, je l'ai ramassé encore chaud, et je l'ai pesé avec soin. Son poids était d'environ quarante grammes (10 gros).

On peut donc évaluer la quantité de matière saline que contient l'eau de Sulzbaad, à treize décigrammes ou environ (un scrupule) par chaque demi-litre, si on suppose cette matière saline à l'état sec.

35. J'ai versé sur ce premier résidu dix-huit décagrammes (6 onces environ) d'alcool rectifié, et j'ai mis le tout en digestion pen-

dant huit heures : j'ai décanté la solution. J'ai encore versé neuf décagrammes d'alcool, et, après avoir laissé digérer, l'espace de quatre heures, j'ai décanté de nouveau : j'ai mêlé les deux solutions. Ensuite j'ai fait sécher la partie qui n'avait point été dissoute : elle ne pesait plus que trente-un grammes (8 gros).

36. Ayant mis de côté la solution alcoolique, pour en faire l'objet d'un examen particulier, j'ai mêlé au résidu salin trois hectogrammes ou environ (10 onces) d'eau distillée : j'ai laissé macérer pendant huit heures, en agitant à différentes reprises : j'ai filtré cette solution, et je l'ai mise également à part. La masse qui restait, pesait, après avoir été desséchée, environ quatre grammes (1 gros, 4 grains).

37. J'ai versé sur la masse ainsi réduite deux litres d'eau distillée, et j'ai fait bouillir le mélange pendant une demi-heure : j'ai décanté et filtré. Le résidu a été une substance d'une couleur grise, et qui, séchée,

n'a plus pesé qu'un gramme (environ 19 grains).

38. J'ai repris successivement les divers produits, liquides ou solides, que j'avais obtenus dans les opérations précédentes, afin de connaître la nature et la proportion de leurs principes. J'ai commencé par la dissolution alcoolique.

39. L'évaporation lente de l'alcool a laissé pour résidu une masse blanche, déliquescente, d'une saveur amère et âcre. Pour m'assurer de la nature de l'acide qui existait dans cette masse saline, j'en ai séparé une petite portion et j'ai versé sur elle quelques gouttes d'acide sulfurique concentré. Aussitôt ce réactif a dégagé des vapeurs blanches, que leur volatilité et leur odeur ne m'ont pas permis de méconnaître pour celles de l'acide muriatique.

Convaincu par là, ainsi que par les autres caractères de la masse, qu'elle contenait du muriate de chaux, je me suis occupé de rechercher si elle ne renfermait pas d'autres sels muriatiques, et dans quelles proportions les uns et les autres y existaient.

40. J'ai dissous cette masse dans de l'eau distillée, et j'ai divisé la solution en deux parties égales ; j'ai versé dans la première de l'eau de chaux, et dans la seconde une solution d'acide oxalique : l'une et l'autre m'ont fourni un précipité abondant. Je n'ai point douté alors que le muriate de magnésie ne fût joint, dans la masse que j'examinais, au muriate calcaire.

41. J'ai rassemblé, au moyen de la filtration, le premier précipité dont je viens de parler, et je l'ai séché. Il avait tous les caractères de la magnésie, et il pesait un demi-gramme (environ 9 grains). La quantité totale de magnésie que contenait la solution alcoolique, doit donc être évaluée à un gramme ou dix décigrammes. Or dix décigrammes de cette base supposent nécessairement environ dix-huit décigrammes (un demi-gros) de muriate magnésien dépouillé d'eau, ou vingt-quatre décigrammes de ce

même sel dans son état ordinaire de cristallisation.

42. Le précipité formé dans la seconde
partie de la solution étant un oxalate de
chaux, j'ai dû procéder à sa décomposition
pour déterminer d'une manière rigoureuse
la proportion de la base calcaire. C'est ce
que j'ai obtenu par la calcination de ce sel:
cette opération, en détruisant l'acide, a laissé
dix-huit décigrammes de chaux pure, quantité qui, multipliée par deux, forme trente-
six décigrammes de cet alcali et par conséquent
environ soixante décigrammes (un gros et
demi) de muriate calcaire, si on considère
ce sel sans eau, ou quatre-vingts décigrammes
(deux gros), si on le suppose pourvu de son
eau de cristallisation.

43. Cet examen m'a conduit à celui de la
solution aqueuse obtenue à froid. J'ai jugé
plus utile ici de séparer les sels par une cristallisation successive : en conséquence j'ai
soumis la solution dont il s'agit à une évaporation douce et graduée. Voici les résultats
que m'a présentés cette opération.

-- Lorsque la solution a été considérablement réduite, je l'ai laissé refroidir. Alors elle a commencé à déposer des cristaux, que j'ai reconnus facilement pour être ceux du muriate de soude : en même temps, il s'est formé un petit nombre d'autres cristaux, qui avaient l'apparence et la saveur de ceux du sulfate de magnésie. Sachant combien il est difficile d'obtenir par une évaporation ordinaire ces deux sels, séparés, j'ai pris le parti de soumettre la solution concentrée à une évaporation spontanée. J'ai couvert le vaisseau qui la contenait, d'une double gaze, et je l'ai exposée à l'action lente de la température atmosphérique. A mesure que des cristaux se formaient, je les enlevais avec précaution après avoir constaté leur nature, et je présentais de nouveau la solution à l'agent que j'avais choisi. En procédant de cette manière, j'ai obtenu environ cinq grammes (un gros et un quart) de muriate de soude d'une belle cristallisation, et environ quarante-quatre grammes ($11\frac{1}{2}$ gros) de sulfate de magnésie assez régulièrement cristallisé. Si on supposait ces sels privés de leur eau, il faudrait évaluer leur quantité, savoir celle du muriate de soude à environ quatre grammes et demi (1 gros et 12 grains), et celle du sulfate de magnésie, à environ vingt-trois grammes (6 gros).

44. Les règles de l'analyse me prescrivaient ensuite d'examiner le sel peu soluble que j'avais retiré au moyen de l'ébullition. Je savais par avance que ce sel était du sulfate de chaux. Pour m'en assurer davantage et en même temps pour en déterminer la proportion, j'ai versé dans le liquide qui le contenait une solution de baryte caustique : j'ai obtenu un précipité abondant, que j'ai recueilli et séché. Ce dernier, qui était du sulfate de baryte très-pur, pesait environ quatre grammes et demi (84 grains). Il suit de là que la quantité du sulfate calcaire en dissolution devait être d'environ deux grammes et demi (48 grains), si on considère ce sel privé d'eau, et d'environ trois grammes (60 grains), si on l'envisage comme pourvu de l'eau nécessaire à sa cristallisation.

45. Après avoir déterminé la nature des

divers produits que j'avais obtenus sous forme liquide, je me suis occupé du résidu que je n'avais pu dissoudre ni dans l'alcool ni dans l'eau, résidu qui avait une couleur légèrement jaune et dont le poids était d'un gramme (environ 19 grains). J'ai donc repris cette masse, et, après l'avoir humectée d'une petite quantité d'eau, je l'ai laissée exposée pendant quelques jours à l'air et au soleil : elle est devenue d'une couleur plus foncée. Alors j'ai versé sur elle, à différentes reprises, un hectogramme (3 onces et quelques gros) de vinaigre distillé : il s'est manifesté une effervescence assez vive, produite par le dégagement du gaz acide carbonique. Lorsque l'effervescence a été calmée et que la dissolution a été opérée, j'ai décanté, et j'ai pesé, après l'avoir desséchée, la matière qui restait : son poids n'était plus que de quatre décigrammes (8 grains).

46. Je me suis empressé d'examiner la solution acéteuse que j'avais obtenue. J'avais lieu de penser qu'elle contenait des sels à base de chaux et de magnésie. Après l'avoir

fait évaporer à siccité, j'ai laissé, exposée à l'air, la masse saline qui en provenait. Une partie de cette masse est tombée en déliquescence : j'ai séparé cette portion de l'autre, et je l'ai fait de nouveau dessécher. Alors, l'ayant étendue d'une suffisante quantité d'eau, j'ai précipité la magnésie au moyen d'une solution de potasse. Cette terre pesait environ un décigramme et demi ($2\frac{1}{2}$ grains), ce qui donne deux décigrammes (4 grains) de carbonate de magnésie sec, et environ trois décigrammes et demi (5 grains et demi) de ce même carbonate pourvu de son eau de cristallisation. Pour traiter la seconde portion de la masse saline, je l'ai également dissoute dans de l'eau distillée et je l'ai précipitée par la potasse. Par ce procédé j'ai obtenu environ un décigramme et demi (3 grains) de chaux pure, qui supposent environ vingt-cinq centigrammes (5 grains) de carbonate calcaire sans eau, et environ trois décigrammes (6 grains) de carbonate calcaire avec eau.

47. Pour compléter mon analyse, j'avais

à suivre l'examen du résidu qui avait jusqu'alors résisté à tous les réactifs. Sur cette petite masse, desséchée, j'ai versé de l'acide muriatique un peu affaibli, et j'ai agité. J'ai laissé reposer l'acide, et je l'ai décanté. J'ai versé de nouveau de l'acide muriatique, mais beaucoup plus affaibli que le précédent, et je l'ai mêlé au premier. Alors j'ai laissé tomber dans la solution acide, du prussiate de potasse, jusqu'à ce que le précipité bleu, qui s'est aussitôt formé, cessât de paraître. J'ai rassemblé ce précipité et je l'ai fait chauffer au rouge. L'oxide de fer qui restait après cette opération, pesait environ douze centigrammes (2 grains et demi) et représentait par conséquent vingt-quatre centigrammes (5 grains) de carbonate de fer.

48. Une petite portion du résidu avait échappé à l'action de l'acide muriatique : elle pesait environ seize centigrammes (3 grains); elle montrait une forme pulvérulente, craquait sous la dent et n'était point attaquée par l'acide sulfurique concentré. A ces caractères, je devais reconnaître la silice : mais je n'en

pus douter lorsque, l'ayant traitée au chalu-
meau avec le double de son poids de carbonate
de soude, je la changeai, après une courte
effervescence, en un globule transparent et
vitreux. Il est évident que cette substance,
qui n'avait pu être tenue en dissolution par
aucune de celles que j'ai rencontrées dans
l'eau de Sulzbaad, y était suspendue à l'aide
d'une extrême division de ses parties. Peut-
être aussi pourrait-on penser qu'elle a été
enlevée aux vaisseaux de verre dans lesquels
ont été exécutées les diverses opérations que
j'ai décrites ; et cette idée acquiert de la vrai-
semblance, lorsqu'on considère que la silice
est un produit constant des eaux minérales
qui ont été traitées par l'analyse, quels que
soient d'ailleurs la nature de leurs principes
et l'excès de leur solubilité, comparée à celle
de la terre siliceuse.

49. Toutes les recherches analytiques que
j'ai dû faire sur l'eau de Sulzbaad, étant
épuisées, je n'ai plus qu'à en rapprocher le
résultat, pour donner une idée exacte de
cette eau minérale, c'est-à-dire du nombre

et de la proportion des principes qui la constituent. Je puis donc maintenant établir :

1.º Que l'eau minérale de Sulzbaad contient divers sels à base alcaline ou terreuse, et que par conséquent elle doit être regardée comme une eau essentiellement saline.

2.º Qu'elle contient, en outre, du carbonate de fer, tenu en dissolution, ainsi que les autres carbonates, par un excès d'acide carbonique libre ; qu'elle est en conséquence ferrugineuse et acidule.

3.º Qu'un demi-litre (environ une livre) de cette eau offre les substances dont il vient d'être parlé, dans la proportion suivante :

Sulfate de magnésie, environ quinze décigrammes (28 grains);

Muriate de soude, seize centigrammes (3 grains);

Muriate de chaux, environ vingt-six centigrammes (5 grains);

Muriate de magnésie, environ huit centigrammes ($1\frac{1}{2}$ grain);

Sulfate de chaux, un décigramme (2 grains);

Carbonate de chaux, dix milligrammes ($\frac{1}{5}$ de grain);

Carbonate de magnésie, neuf milligrammes (environ $\frac{1}{5}$ de grain);

Carbonate de fer, environ huit milligrammes ($\frac{1}{6}$ de grain);

Tous ces sels sont considérés dans un état de cristallisation.

Acide carbonique, libre, deux centigrammes et demi ($1\frac{1}{2}$ grain);

Silice, tenue en suspension, cinq milligrammes ($\frac{1}{8}$ de grain environ).

4.° Que le gaz qui se dégage abondamment dans son sein, est du nitrogène ou de l'azote, mêlé d'une très-petite quantité de gaz oxigène et de gaz acide carbonique.

§. VI. *Vertus de l'eau de Sulzbaad.*

50. Pour peu qu'on soit versé dans la connaissance des eaux minérales et de leurs effets, on verra que celle de Sulz, loin d'être inerte, doit posséder des propriétés médici-

nales très-réelles. En effet , d'après ce que j'ai dit dans les paragraphes précédens sur la composition ou sur les principes de cette eau, il est aisé de reconnaître qu'elle est propre à guérir ou à soulager un grand nombre d'affections. Les sels nombreux qu'elle tient en dissolution, le carbonate de fer qui s'y rencontre, enfin l'acide carbonique qu'elle présente en excès, lui donnent nécessairement des vertus incisives, diurétiques, dépuratives, laxatives et toniques. Elle est donc convenable dans les embarras des viscères; dans la gravelle; dans le commencement des calculs des reins, de la vessie ou du foie; dans les rhumatismes invétérés; dans les maladies de la peau, telles que dartre, gale, etc., et dans beaucoup d'autres cas. Cette eau est employée surtout à l'extérieur; la légère odeur et la saveur désagréable qu'elle développe empêchent de la conseiller à l'intérieur : mais il n'est pas douteux que, si on lui enlevait, par le nettoiement du bassin, ces qualités, qui proviennent manifestement des corps étrangers qui y sont en fermentation, et que par là on lui rendît la pureté

qui lui est naturelle, on ne parvînt à la faire
prendre en boisson avec agrément et avec
fruit. Ce soin peut être recommandé au pro-
priétaire des eaux de Sulzbaad avec d'autant
plus de confiance, que l'administration de
ses bains est dirigée avec intelligence, et qu'on
y trouve, ce qui manque dans bien d'autres
endroits, outre les ressources de la table,
l'attention et la célérité dans le service.

51. Ce serait ici le lieu de rechercher
pourquoi les bains de Sulz sont un peu moins
fréquentés dans ce moment qu'ils ne l'ont
été à certaines époques. Cela viendrait-il de
ce que cette eau aurait été privée par l'effet
du temps d'une partie de ses qualités ou de
sa vertu première? Mais, à en juger par une
analyse, un peu imparfaite à la vérité, qui en
fut publiée en 1778, il paraît qu'elle n'a
perdu aucun de ses principes et par conséquent aucune de ses propriétés médicinales.
Il vaut mieux croire que le goût du public
a un peu varié à l'égard de cette fontaine :
mais elle est toujours la même ; elle possède
toujours ses qualités bienfaisantes, et la mode,

d'accord avec la raison, peut lui ramener les malades qui, en se baignant dans ses eaux, viendront respirer l'air pur du vallon qui la renferme et jouir de l'aspect délicieux des coteaux qui l'environnent.

FIN.